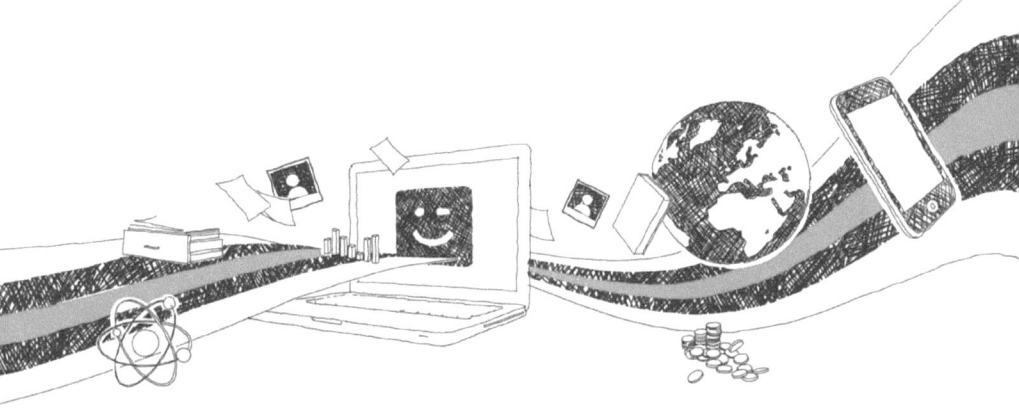
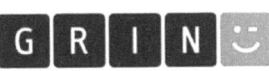

Sabine Stechel

# Untersuchungen zum Einfluss eines Okklusionstests auf die Echogenität der kutanen 50 MHz Sonographie

GRIN Verlag

**Bibliografische Information der Deutschen Nationalbibliothek:**

Die Deutsche Bibliothek verzeichnet diese Publikation in der Deutschen National-
bibliografie; detaillierte bibliografische Daten sind im Internet über http://dnb.d-
nb.de/ abrufbar.

**Impressum:**

Copyright © 2012 GRIN Verlag GmbH
Druck und Bindung: Books on Demand GmbH, Norderstedt Germany
ISBN: 978-3-656-64072-1

**Dieses Buch bei GRIN:**

http://www.grin.com/de/e-book/272132/untersuchungen-zum-einfluss-eines-
okklusionstests-auf-die-echogenitaet

**GRIN - Your knowledge has value**

Der GRIN Verlag publiziert seit 1998 wissenschaftliche Arbeiten von Studenten, Hochschullehrern und anderen Akademikern als eBook und gedrucktes Buch. Die Verlagswebsite www.grin.com ist die ideale Plattform zur Veröffentlichung von Hausarbeiten, Abschlussarbeiten, wissenschaftlichen Aufsätzen, Dissertationen und Fachbüchern.

**Besuchen Sie uns im Internet:**

http://www.grin.com/

http://www.facebook.com/grincom

http://www.twitter.com/grin_com

Universität Hamburg, Department Chemie,
Studiengang Lehramt Berufsbildende Schulen, Fach Kosmetikwissenschaft

Bachelorarbeit

**Untersuchungen zum Einfluss eines Okklusionstests auf die Echogenität der kutanen 50 MHz Sonographie**

Zur Erlangung des Grades: Bachelor of Science

vorgelegt dem Department Chemie im Fach Kosmetikwissenschaft
der Universität Hamburg

von
Sabine Stechel

Hamburg, den 12. November 2012

# Inhalt

# 1 Einleitung

Okklusionstests haben in der dermatokosmetischen Forschung sowohl zur Untersuchung der Wirksamkeit als auch zur Prüfung der Verträglichkeit von Dermatokosmetika und Medikamenten einen besonderen Stellenwert [1, 2, 3]. Insbesondere stellen sie im Rahmen von Verträglichkeitsprüfungen eine Art „Goldstandard" dar [4]. Selbst schwach-irritative Substanzen in Kosmetikprodukten können durch Okklusionstests identifiziert werden [5]. Eine Okklusion kann dabei mittels unterschiedlicher Techniken, wie etwa durch Einsatz von Pflastern, undurchlässigem Verbandsmaterial, impermeablen Handschuhen, transdermalen therapeutischen Systemen oder Kunststoffkammern erzeugt werden [6]. Auch bestimmte topische Vehikel, die Fette und Öle enthalten, wie zum Beispiel Petrolatum und Lanolin, haben okklusive Wirkungen [7]. Eine große Bedeutung bei der Erzeugung einer Okklusion haben Aluminiumkammern wie die Finn Chamber®, die auch bei Allergietests zur Diagnostik kontaktallergischer Reaktionen verwendet wird [8, 9].

Eine Okklusion der Haut führt gewöhnlich zu typischen direkten funktionellen Veränderungen der Barriere, die wesentlich auf eine Quellung der Hornschicht zurückzuführen sind. Hierbei steigt die Stratum Corneum-Hydratation von einem normalen Wassergehalt von zehn bis 20 Prozent um bis zu 50 Prozent [10]. In Folge dessen ist ein erhöhter Verlust von Wasser über die Haut und dadurch ein verringerter Wassergehalt in der Barriere zu erwarten. Weiterhin erhöht sich die perkutane Absorption, wodurch Wirkstoffe, Allergene oder Medikamente besser in die Haut gelangen können. Ferner kann eine Okklusion indirekt zu einer Entzündung führen. In Folge einer Barriereschädigung treten Entzündungszeichen, wie Veränderung des pH-Wertes, Steigerung des Blutflusses sowie Rötung und Anstieg der Hauttemperatur auf [6]. Aufgrund dieser vielfältigen Effekte werden Okklusionstests schon seit Jahrzehnten als Standardtests eingesetzt und sind auch fester Bestandteil der dermatokosmetischen Wissenschaft [11].

Die Beurteilung von Okklusionstests kann zum einen klinisch, zum anderen anhand verschiedener Messmethoden erfolgen. Im Gegensatz zu der klinischen Evaluation, die nicht frei von subjektiven Einflüssen ist, eignen sich hierfür biophysikalische Messmethoden besonders. Hierbei können die Messverfahren zur Erfassung der Barrierefunktion in direkte und indirekte Methoden unterteilt werden.

1

Eine in der wissenschaftlichen Diagnostik etablierte direkte Methode, die häufig zur Messung einer Okklusion beziehungsweise einer Hydratation durchgeführt wird, ist die kapazitive Messung der Stratum Corneum-Hydratation. Auch wird oftmals die Evaporimetrie, die zur Untersuchung des transepidermalen Wasserverlusts (TEWL) okkludierter Hautareale eingesetzt wird, hierzu gezählt, obwohl die direkte Messung der Stratum Corneum-Hydratation nicht möglich ist. Sie ist jedoch nützlich, um Informationen über das hygroskopische Potential sowie über die Barriereeigenschaften des Stratum Corneums zu erlangen. Eine weitere direkte Methode zur Erfassung der Hydratation ist die Infrarotspektroskopie [7].

Bei den indirekten Verfahren handelt es sich hingegen um Methoden, die die Reaktionen der Haut nach der Okklusion ermitteln, ohne Wassermoleküle direkt zu erfassen [7]. Durch Okklusion induzierte irritative Effekte können beispielsweise mittels Messungen von Rötungen und Durchblutung erfasst werden [12].

Auch die Ultraschalluntersuchung der Haut kann hier angeführt werden. Ultraschallverfahren sind heutzutage im Bereich der Medizin für die Durchführung verschiedenster Untersuchungen weithin etabliert. Sie basieren auf dem sogenannten Echo-Impuls-Verfahren, bei dem Schallimpulse an Strukturübergängen im untersuchten Medium teilweise gestreut und reflektiert werden. Die zurücklaufenden Echos werden im Schallkopf wieder in ein elektrisches Signal umgewandelt. So kann beispielsweise bei der sonographischen Diagnostik der Haut ein Bildquerschnitt erstellt werden [13]. Die Ultraschalluntersuchung der Haut erfährt in den letzten Jahren fortwährend mehr Verbreitung. Aufgrund des nicht-invasiven Charakters bietet sie durch geringeren Arbeits- und Kostenaufwand eine gute Alternative zu anderen Untersuchungsverfahren wie beispielsweise der Biopsie oder radiologischen Verfahren, da sie beliebig oft wiederholt werden kann [14]. In der Dermatokosmetik wird das Ultraschallverfahren, insbesondere die 20 MHz-Sonographie, seit bereits 25 Jahren beispielsweise im Rahmen von Studien zur Untersuchung, Kontrolle und Evaluation von beispielsweise entzündlichen Dermatosen oder der Psoriasis vulgaris vielfach eingesetzt [15, 16]. Somit können Erkrankungen, Entzündungen und Tumore der Haut durch typische Erscheinungen im Ultraschallbild charakterisiert und Verläufe quantifiziert werden. Ultraschall hat eine besondere Bedeutung bei der Untersuchung der Dermis [13].

Seit einigen Jahren sind auch höher frequentierte Geräte, mit einer Frequenz von 50 MHz verfügbar. Die physikalischen Eigenschaften des Ultraschalls erlauben, Untersuchungen mit einer hohen axialen Auflösung von 39 µm und einer lateralen Auflösung von 120 µm gegenüber der 20 MHz-Sonographie mit einer axialen Auflösung von 80 µm und einer lateralen Auflösung von 200 µm [15, 17, 18]. Aufgrund der hohen Auflösung erscheint es besonders interessant, die 50 MHz-Sonographie zur Untersuchung der Haut unter Okklusion anzuwenden. Mit den seit 1989 erstmals verfügbaren Geräten wurden unterschiedliche Untersuchungen zur Okklusion der Haut durchgeführt [15]. Studien, die mit 20 MHz-Ultraschall durchgeführt wurden, deuten an, dass eine Okklusion und die daraus resultierende Hydratation, die beispielsweise durch Externa, also durch Feuchtigkeitscremes und Petrolatum, hervorgerufen wurde, einen Einfluss auf die Echogenität, also die Reflexions- beziehungsweise Streuungseigenschaften der Schallwellen, hat [19]. Allerdings sind mit den kommerziell erhältlichen 20 MHz-Ultraschallgeräten epidermale Effekte kaum darstellbar, da die Auflösung hierfür zu gering ist [18].

Gegenstand dieser Untersuchung soll daher der Einfluss einer durch Okklusion induzierten Hydratation auf die Echogenität beziehungsweise auf das B-Bild der kutanen 50 MHz-Sonographie sein. Diese wissenschaftliche Evaluation erfolgt im Rahmen eines Okklusionstests mit einer Finn Chamber® in einem kontrollierten Vorher-Nachher-Studiendesign.

Dabei sollen insbesondere folgende Fragestellungen eingehend untersucht werden:

1. Nimmt die Hautdicke in Folge der zu erwartenden Quellung zu?
2. Ändert sich durch die induzierte Hydratation die Dichte des Echos insgesamt?
3. Nimmt die Breite des Eintrittsechos auf Grund der zu erwartenden Quellung ab?
4. Verändert sich die Dichte des Eintrittsechos nach der Hydratation?
5. Ändert sich die Hautdicke ohne Eintrittsecho nach der Okklusion?
6. Verändert sich die Hautdichte ohne Eintrittsecho in Folge der induzierten Quellung?

# 2 Methodik

## 2.1 Probanden

Die Studie wurde im Hautfunktionslabor der Fachrichtung Kosmetikwissenschaft der Universität Hamburg durchgeführt. An dieser Untersuchung nahmen zwölf weibliche Probandinnen im Alter von 23 bis 55 Jahren teil. Die Probandinnen wurden schriftlich über die Untersuchung informiert und gaben schriftliches Einverständnis. Die Aufenthaltsdauer der Probandinnen im Prüfzentrum betrug je vor und nach der Okklusionszeit circa 45 Minuten.

Die Untersuchungen wurden im mittleren Drittel der Innenseite beider Unterarme durchgeführt. Die Messareale der Teilnehmerinnen durften mindestens 24 Stunden vor der Messung nicht eingecremt werden.

Ausschlusskriterien waren akute, chronische oder in der Vergangenheit aufgetretene Hauterkrankungen im Untersuchungsareal, Phototherapie oder Photochemotherapie innerhalb von vier Wochen vor der Studie und ekzematöse Hautveränderung sowie Tätowierungen an den Messarealen. Des Weiteren wurden Probandinnen von der Untersuchung ausgeschlossen, die mit einer systemischen Medikation mit Einfluss auf die Hautphysiologie innerhalb von zwei Monaten vor Projektbeginn oder während der Studie behandelt wurden. Frauen, die sich in Schwangerschaft oder Stillzeit befanden, waren ebenfalls exkludiert.

Die klinische Beurteilung des Hautzustandes erfolgte nach einer 30-minütigen Akklimatisierungsphase unter standardisierten Raumbedingungen des Prüfzentrums in liegender Position der Teilnehmerinnen. Dabei betrug die Raumtemperatur durchschnittlich 21 °C, es herrschte eine relative Luftfeuchtigkeit von 61 Prozent und ein Luftdruck von 75,6 Pa.

## 2.2 Studiendesign

Die Untersuchungen wurden im Rahmen eines kontrollierten Seitenvergleichs durchgeführt. Nach der Erfassung von Nullwerten mittels Hydratationsmessung und Ultraschalluntersuchung an beiden Unterarmen, wurde auf der rechten Seite eine Okklusion durchgeführt, während die linke Seite unbehandelt blieb. Nach vier Stunden wurde die Okklusion beendet und die Messungen an beiden Seiten wiederholt.

## 2.3 Okklusionstest

Der Okklusionstest, der vorgenommen wurde, um den Wassergehalt der Haut möglichst maximal anzuheben, wurde mittels einer Finn Chamber® (Hersteller Smart Practice, Phoenix, Arizona, USA) mit 12 mm Durchmesser, durchgeführt. Diese Aluminium-kammer ermöglicht aufgrund der Bauweise eine starke Okklusion. Die Finn Chamber® ist als Ausführung mit losen Kammern erhältlich, sodass es dem jeweiligen Anwender möglich ist, sein bevorzugtes Pflaster oder Band zur Befestigung der Kammer für den Okklusionstest auszuwählen [20].

Solche Kammern wurden an der Innenseite des rechten Unterarms exakt im Messareal der Probandinnen mit einem Leukosilk®-Pflaster (Hersteller BSN medical, Hamburg) luftdicht an der Haut befestigt. Um eine höchstmögliche Quellung der Haut hervorzuru-fen, verblieb die Kammer vier Stunden auf der Haut. Das Kontrollareal am linken Unterarm wurde nicht behandelt. Die Probandinnen konnten während dieser Zeit das Institut verlassen und sich frei bewegen. Nach der Okklusionszeit wurde das Pflaster von der Haut gelöst und die Kammer entfernt. Um Kondenswasser auf der Hautoberflä-che verdunsten zu lassen, blieb das Okklusionsareal nach Entfernung der Kammer zwei bis drei Minuten unberührt. Anschließend wurden die Hydratations- und Ultraschall-messungen im Okklusionsareal vorgenommen.

## 2.4 Messmethoden

Um den Wassergehalt der Haut zu ermitteln, wurde die kapazitive Messung der Stratum Corneum-Hydratation durchgeführt. Die sonographischen Aufnahmen erfolgten mittels hochfrequenten 50 MHz-Ultraschalls.

### 2.4.1 Messung der Hydratation der Haut

Die Messung der Hydratation der Haut beruht auf dem starken Einfluss von Wasser auf die dielektrischen Eigenschaften der Haut. Die Messungen wurden mit einem käuflich erwerbbaren Gerät (Corneometer® CM 825, Firma Courage-Khazaka, Köln) durchge-führt. Dieses ist das am häufigsten eingesetzte Gerät zur kapazitiven Ermittlung der Stratum Corneum-Hydratation, mit dem sich in wenigen Sekunden der Wassergehalt der Haut bestimmen lässt [21, 22].

Es beruht auf der Ermittlung der Dielektrizitätskonstanten der Hautoberfläche. Ein Kondensator aus vergoldeten Elektroden, der mit einer 5 μm dicken Glasschicht mit geringer Dielektrizität isoliert ist, bildet den Messkopf der Sonde. Bei Kontakt mit der Hautoberfläche wird das elektrische Feld des Kondensators in Abhängigkeit der Dielektrizität der Haut verändert und der Wassergehalt messbar. Bei der Messung wird die Messfläche, die eine Größe von 7 mm aufweist, mit einem konstanten Druck von 1 N/cm² auf die Haut aufgebracht. Die Messtiefe in die Haut beträgt 20-30 μm [23]. Etwa 1 bis 1,5 Sekunden nach Kontakt mit der Hautoberfläche misst ein Resonanzsystem im Instrument die Frequenzänderung, die sich in Abhängigkeit zur Dielektrizitätskonstante der Hautoberfläche ändert. Bei einem hydratisierten Medium beträgt die Frequenz 0,95 MHz, bei einem dehydrierten Medium 1,15 MHz [23, 24].

Das Gerät rechnet die Dielektrizitätskonstante in arbiträre Einheiten um, die nicht auf andere Geräte übertragbar sind [23]. Die theoretische Messspanne reicht von 0 bis 130 CM-Einheiten. Dabei stehen Werte von unter 30 für sehr trockene Haut, Werte zwischen 30 bis 40 für trockene Haut und Werte über 40 für normale Haut [22].

### 2.4.2 Sonographie der Haut

Die sonographischen Aufnahmen der Haut wurden mittels Ultraschall mit einer Frequenz von 50 MHz durchgeführt. Somit erfolgten die Messungen auf dem Prinzip der hochfrequenten Sonographie der Haut. Hierbei entspricht das Prinzip der Ultraschallmessung solchen Geräten, die auch in anderen medizinischen Bereichen eingesetzt werden.

Zur Bildung des Ultraschallsignals in dem Gerät wird der sogenannte piezoelektrische Effekt genutzt [25]. Durch einen Generator erzeugte, wellenförmige Signale werden im Ultraschallgerät verstärkt und an einen Wandler weitergegeben. Der Wandler sendet impulsartig Schallwellen mit der vom Generator weitergegebenen Frequenz aus [26]. Das dabei entstehende schnelle Ausdehnen und Zusammenziehen des piezoelektrischen Materials beziehungsweise der aus Ionen aufgebauten Kristalle im Wandler des Gerätes wird als Impuls an angrenzende Flüssigkeit oder Gewebe übertragen und breitet sich als Welle, welche an der Grenzfläche von zwei Geweben reflektiert, gebrochen oder absorbiert wird, aus [25, 27]. Der Anteil des reflektierten Schalls hängt von der Härtedifferenz der beiden Gewebe ab, der sogenannten Impedanz. Sie entspricht dem Produkt aus Dichte des Mediums beziehungsweise der Haut und der

Ausbreitungsgeschwindigkeit des Schalls. Die Richtung des reflektierten Anteils folgt dem optischen Gesetz, der Einfallswinkel entspricht somit dem Ausfallswinkel. Der Teil des nicht reflektierten Schalls verändert beim Übergang zwischen beiden Medien seine Ausbreitungsrichtung zum Lot der Grenzfläche (Refraktion) [26]. Die zurücklaufenden Echos erreichen den Wandler des Ultraschallgerätes während der Pausen der Impulserzeugung. Diese Echos werden dann vom Wandler in Signale umgewandelt, die daraufhin von einem Computersystem verarbeitet, visualisiert und gespeichert werden können [27]. Beim B-Modus, der in dieser Untersuchung eingesetzt wurde, wird ein zweidimensionales sonographisches Schnittbild berechnet, indem die Intensität des Ultraschallechos von einer Skala von Grau- beziehungsweise Grüntönen, den sogenannten Falschfarben, codiert wird [28].

Für Messungen der Haut wurde das 50 MHz-Ultraschallgerät der Firma taberna pro medicum (Lüneburg) herangezogen. Das 50 MHz-Gerät hat aufgrund der hohen Frequenz ein besonders gutes Auflösungsvermögen im Bereich der Haut und bietet den Vorteil, einen Querschnitt der Haut in vivo und Echtzeit darzustellen. Eine technische Besonderheit des hier eingesetzten Ultraschallgerätes ist, dass anstelle des sonst eingesetzten Gels Wasser verwendet wird. Dieses befindet sich im Ultraschallapplikator in einer Wasservorlaufstrecke zwischen dem Wandler und dem zu untersuchenden Areal und stellt ein verlustarmes Medium dar, durch das die akustische Energie verstärkt werden kann [27].

Die Ultraschalluntersuchung wurde jeweils vor und nach der Okklusion, im Anschluss an die Hydratationsmessungen, zum einen im Okklusionsareal des rechten Unterarms, zum anderen am linken Unterarm im Kontrollareal der Probanden durchgeführt. Dabei wurde vorab das Ultraschallgerät eingeschaltet und das 50 MHz-Handstück an dieses angeschlossen. Anschließend wurde die zugehörige Software „DUB-Skin-Scanner-Programm" geöffnet. Vor der Messung wurden spezifische Einstellungen - eine Eindringtiefe von 4 mm und ein Schalldruck von 44 dB -konfiguriert. Nachfolgend konnten Informationen zur jeweiligen Probandin wie etwa Alter und Geschlecht und Untersuchungsareal eingegeben werden. Anschließend wurde das Handstück auf die Hautoberfläche des Untersuchungsareals aufgesetzt und mit Wasser befüllt. Dann wurde die sonographische Aufnahme mit einem am Handstück befindlichen Schalter gestartet. Auf dem Monitor war nun das Ultraschallbild ersichtlich. Mit einer weiteren Betätigung des Schalters wurde die Darstellung fixiert, woraufhin diese dann gespeichert werden konnte. Der Ultraschallapplikator konnte nun von der Hautoberfläche entfernt werden, wobei das rückständige Wasser mit einem Tuch abgetupft wurde. Die gespeicherten sonographischen Aufnahmen konnten anschließend mit einer Anwendung des DUB-Skin-Scanner-Programms ausgemessen werden. Es wurden das Eintrittsecho, die gesamte Echobreite beziehungsweise die Hautdicke und das echoreiche Band ohne Eintrittsecho vermessen. Hierzu wurden jeweils Messlinien an den zu untersuchenden Arealen angelegt [29].

## 2.5 Statistik

Die Daten der Untersuchung wurden mit Hilfe des Programms Microsoft Office Excel® 2007 und des Statistikprogramms SPSS Statistics® 17,0 digital erfasst und bearbeitet.

Zunächst wurden sämtliche Messwerte der Corneometrie sowie alle Messparameter des Ultraschalls in einer Excel-Tabelle erfasst. Hierbei wurden jeweils die Mittelwerte wie auch die Standardabweichungen (SD) als Streumaß errechnet. Diese Variablen wurden dann mit Hilfe von Liniendiagrammen unter Angabe der Vorher-Nachher-Messung und der SD dargestellt.

Im Anschluss wurden mit dem Statistikprogramm SPSS Statistics® unter Einsatz des Kolmogrov-Smirnov-Tests die Variablen auf Normalverteilung geprüft. Aufgrund der einheitlichen Normalverteilung, konnte der T-Test durchgeführt werden, der gepaarte Stichproben miteinander vergleicht. Dabei wurde ein Vorher-Nachher-Vergleich sowie ein Seitenvergleich vorgenommen.

# 3 Ergebnisse

In die statistische Auswertung der Untersuchung wurden zwölf Probandinnen einge-
schlossen. Das durchschnittliche Alter aller Teilnehmerinnen beträgt 32,3 ± 11,4 Jahre.
Die Messungen erfolgten wie geplant im Sommer 2012.

## 3.1 Hydratation der Haut

Bei allen zwölf Probandinnen kam es nach der Okklusion zu einer Erhöhung der Hydratation im Behandlungsareal. Die Hydratation ist im Mittel von 46,6 ± 10,3 A.U. auf
72,0 ± 10,7 A.U. angestiegen.

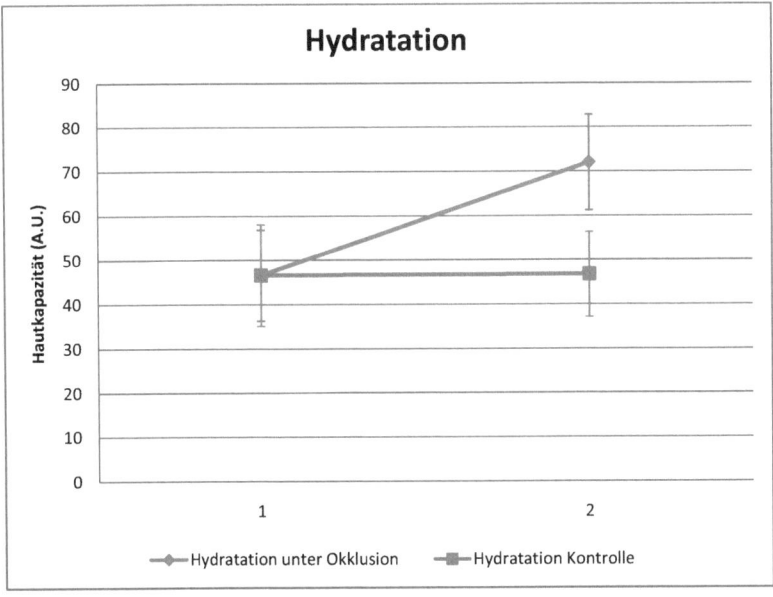

**Abbildung 1: Zeitverlauf der Hydratation im okkludierten und nicht-okkludierten Areal.**

**Während es unter der Okklusion zu einem signifikanten Anstieg kam (P < 0,01), veränderten sich
die Hydratationswerte im Kontrollareal unwesentlich (P > 0,953).**

Im Kontrollareal hingegen änderte sich die Hautkapazität lediglich von 46,6 ± 11,5 A.U.
auf 46,8 ± 9,6 A.U.. Es kam im Mittel zu einem minimalen Anstieg der Stratum Corneum-Hydratation (P > 0,953) (Abb. 1). Bei Betrachtung der Ergebnisse der einzelnen

Probandinnen zeigt sich bei sieben Teilnehmerinnen ein leichter Anstieg, während es bei fünf Probandinnen zu einem leichten Rückgang der Hydratation kam.

Die statistische Untersuchung ergab einen signifikanten Anstieg der Hydratation der Hornschicht im Behandlungsareal ($P < 0,01$) (Abb. 1).

Der Seitenvergleich des Behandlungsareals und des Kontrollareals vor der Okklusion zeigt keine signifikanten Unterschiede ($P > 0,997$). Eine deutliche, hoch signifikante Änderung ist hingegen bei der Gegenüberstellung des Behandlungsareals mit dem Kontrollareal nach der Okklusion festzustellen ($P < 0,001$).

## 3.2 50 MHz-Sonographie

Bereits bei allgemeiner Betrachtung der Sonogramme deuten sich Veränderungen der Echogenität nach Okklusion an. Besonders auffällig erscheinen Veränderungen im Bereich des Eintrittsechos sowie Veränderungen der Echogenität im Bereich der dermalen Echos. Dabei zeichnen sich eine Verschmälerung des Eintrittsechos sowie die Bildung eines echoarmen Bandes ab.

## 3.2.1 Exemplarische Sonogramme zweier Probandinnen

*Beispiel 1:*

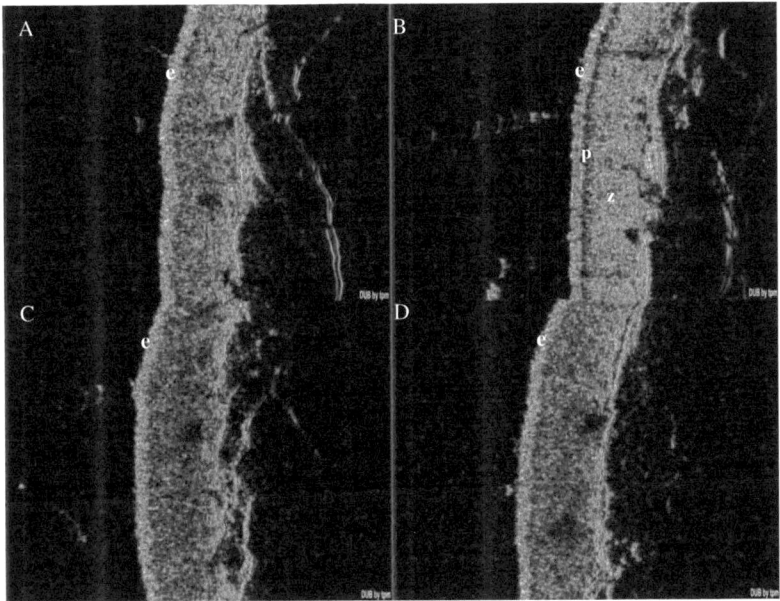

**Abbildung 2: 50 MHz-Sonogramme im Seitenvergleich vor und nach der Okklusion.**

(A): 50 MHz-Sonographie des Behandlungsareals vor der Okklusion. (e) Eintrittsecho.

(B): 50 MHz-Sonographie des Behandlungsareals nach der Okklusion. Andeutung einer Verdünnung des Eintrittsechos (e), der Bildung eines echoarmen Bandes (p) unterhalb des Eintrittsechos und einer Zunahme der Echogenität (z) im Bereich der Dermis nach der Okklusion.

(C): 50 MHz-Sonographie des Kontrollareals zum ersten Messzeitpunkt. (e) Eintrittsecho.

(D): 50 MHz-Sonographie des Kontrollareals zum zweiten Messzeitpunkt. Es sind keine merklichen Veränderungen erkennbar. (e) Eintrittsecho.

*Beispiel 2:*

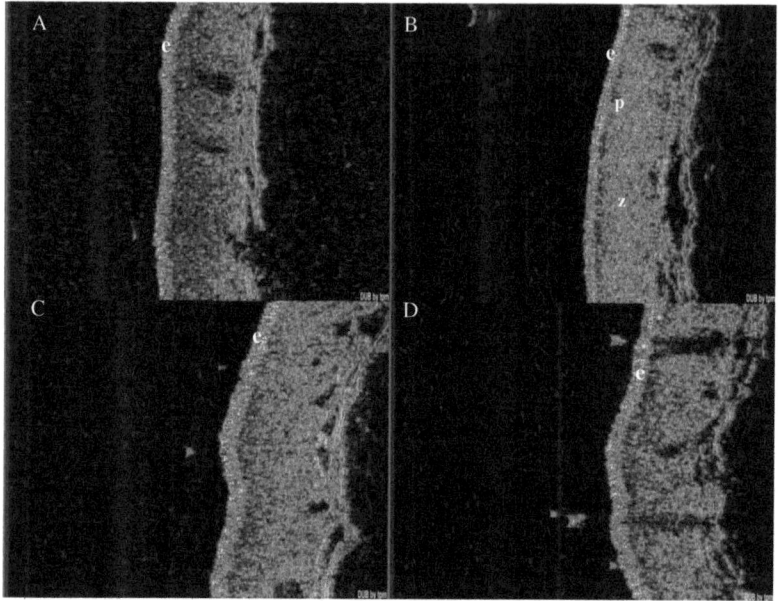

Abbildung 3: 50 MHz-Sonogramme im Seitenvergleich vor und nach der Okklusion.

(A): 50 MHz-Sonographie des Behandlungsareals vor der Okklusion. (e) Eintrittsecho.

(B): 50 MHz-Sonographie des Behandlungsareals nach der Okklusion. Auch an diesem Beispiel deuten sich eine Verdünnung des Eintrittsechos (e), eine Bildung eines echoarmen Bandes (p) unterhalb des Eintrittsechos und eine Zunahme der Echogenität im Areal der Dermis nach der Okklusion an (z).

(C): 50 MHz-Sonographie des Kontrollareals zum ersten Messzeitpunkt. (e) Eintrittsecho.

(D): 50 MHz-Sonographie des Kontrollareals zum zweiten Messzeitpunkt. Ebenso wie in Abb. 2 sind auch hier keine deutlichen Veränderungen im Kontrollareal zu erkennen. Die dunklen Schatten sind auf Artefakte zurückzuführen. (e) Eintrittsecho.

### 3.2.2 Hautdicke

Im Behandlungsareal ist die Hautdicke im Mittel von 996,8 ± 93,9 μm auf 1011,3 ± 95,5 μm leicht angestiegen. Bei acht Probandinnen nahm die Dicke zu, während bei vier Teilnehmerinnen eine Verminderung der Hautdicke nach Okklusion festzustellen ist. Eine statistisch signifikante Änderung der Hautdicke nach Okklusion kann nicht nachgewiesen werden (P > 0,620) (Abb. 4).

Auch im Kontrollareal liegen keine signifikanten Veränderungen der Dicke der Haut zwischen Vorher- und Nachher-Messung vor (P > 0,192) (Abb. 4). Lediglich eine leichte Abnahme der Hautdicke von 1030 ± 103,6 μm auf 978 ± 109,5 μm ist zu beobachten. Die Dicke stieg bei vier Probandinnen leicht an, bei sieben kam es zu einer geringen Verminderung und bei einer Probandin war keine Änderung der Dicke festzustellen.

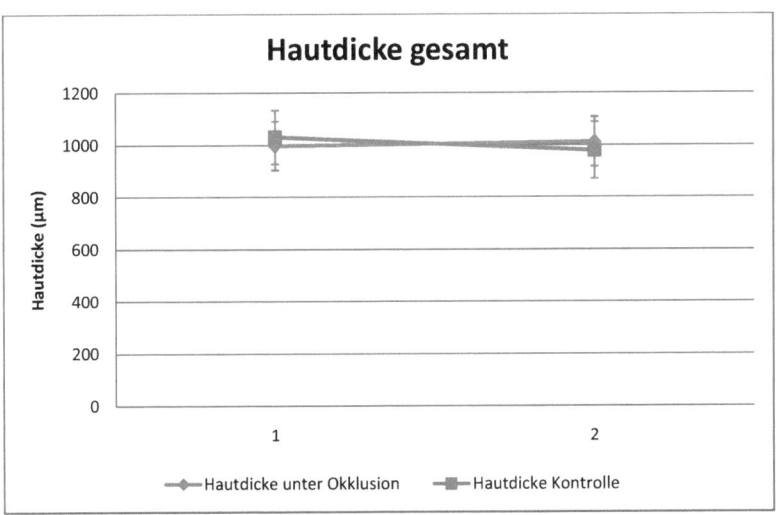

Abbildung 4: Werte der Hautdicke im okkludierten und nicht-okkludierten Areal im Verlauf von Messzeitpunkt eins zu Messzeitpunkt zwei.

Unwesentliche, nicht signifikante Änderungen der Hautdicke im Okklusions- sowie im Kontrollareal (P > 0,620) (P > 0,192).

Der Seitenvergleich des Okklusions- mit dem Kontrollareal zum ersten Messzeitpunkt sowie auch zum zweiten Messzeitpunkt zeigt ebenfalls keine statistisch signifikanten Unterschiede (P > 0,403) (P > 0,373).

### 3.2.3 Hautdichte

Die Hautdichte stieg im okkludierten Areal nach der Hydratation im Mittel von 43,8 ± 10,3 auf 47,3 ± 11,2 an. Bei neun Probandinnen ist ein Anstieg, bei drei Probandinnen eine Abnahme der Dichte nach der Okklusion festellbar. Im Durchschnitt konnte eine nicht signifikante Zunahme der Dichte ermittelt werden (P > 0,183) (Abb. 5).

Im Kontrollareal trat eine leichte, statistisch nicht signifikante Minderung der Dichte von 44,8 ± 10 auf 42,3 ± 11,3 im Vergleich zu den Ausgangswerten auf (P > 0,317) (Abb. 5). Während die Dichte hier bei sechs Probandinnen anstieg, verminderte sie sich bei fünf Teilnehmerinnen. Bei einer Probandin trat keine Veränderung auf.

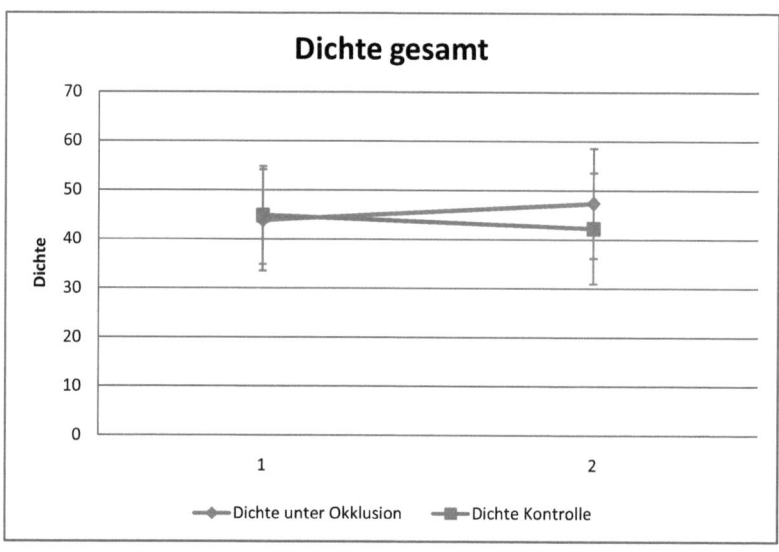

**Abbildung 5: Werte der Hautdichte im okkludierten und nicht-okkludierten Areal im Verlauf von Messzeitpunkt eins zu Messzeitpunkt zwei.**

**Geringe, nicht signifikante Änderungen der Dichte im Okklusions- sowie im Kontrollareal (P > 0,183) (P > 0,317).**

Der Seitenvergleich vor der Okklusion zeigt keine signifikanten Unterschiede (P > 0,745). Auch der Nachher-Vergleich des okkludierten und nicht-okkludierten Hautareals weist keine signifikanten Unterschiede auf (P > 0,218).

### 3.2.4 Eintrittsecho

*Breite des Eintrittsechos*

Die Breite des Eintrittsechos im Behandlungsareal verringerte sich nach der Okklusion um fast ein Viertel von 145,2 ± 22,6 µm auf 109,7 ± 19,3 µm. Dieser Unterschied ist statistisch hoch signifikant (P <0,001) (Abb. 6). Bei allen zwölf Probandinnen ist dabei eine Abnahme der Breite des Eintrittsechos zu identifizieren.

Im Kontrollareal änderte sich die Breite des Eintrittsechos hingegen von 142,1 ± 23,2 µm auf 134,3 ± 17,2 µm. Im Mittel hat hier die Breite des Eintrittsechos unwesentlich, nicht signifikant abgenommen (P > 0,099) (Abb. 6). Dabei kam es lediglich bei drei Teilnehmerinnen zu einer Erhöhung der Dicke und bei neun Probandinnen zu einer leichten Abnahme der Breite des Eingangsechos.

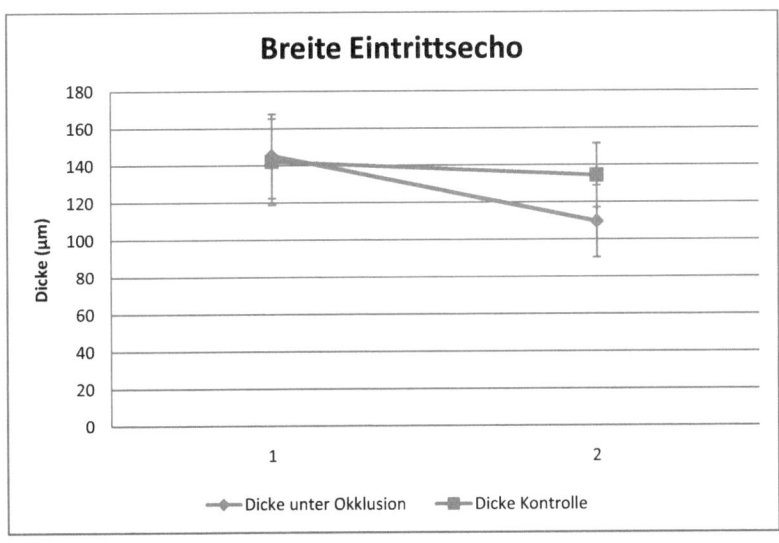

**Abbildung 6: Darstellung der Breite des Eintrittsechos des Behandlungs- und Kontrollareals vor und nach der Okklusion.**

**Während es unter der Okklusion zu einer signifikanten Verringerung der Breite des Eingangsechos kam (P < 0,001), veränderte sich die Dicke im Kontrollareal unwesentlich (P > 0,099).**

Keine statistisch signifikanten Unterschiede der Dicke des Eingangsechos ergaben sich im Seitenvergleich von Behandlungs- und Kontrollareal vor der Okklusion (P > 0,599). Sehr signifikant war dagegen der Nachher-Vergleich der beiden Areale (P < 0,001).

*Dichte des Eintrittsechos*

Die Dichte des Eintrittsechos im Behandlungsareal änderte sich von 70,8 ± 10,9 auf 68,8 ± 14,8. Dabei nahm die Echogenität bei sechs Probandinnen zu und bei ebenfalls sechs Probandinnen ab. Die Dichte des Eintrittsechos ist im Behandlungsareal somit nach der Okklusion leicht, nicht signifikant gesunken (P > 0,715) (Abb. 7).

Ebenso kam es im Kontrollareal zu keiner statistisch signifikanten Änderung der Dichte (P> 0.360) (Abb. 7). Dabei liegt lediglich ein schwacher Anstieg der Dichte des Eintrittsechos von 70,5 ± 4,6 auf 74,3 ± 14 vor. Hierbei nahm die Dichte bei sechs Teilnehmerinnen zu und bei fünf Probandinnen ab. Bei einer Teilnehmerin erfolgte keine Veränderung.

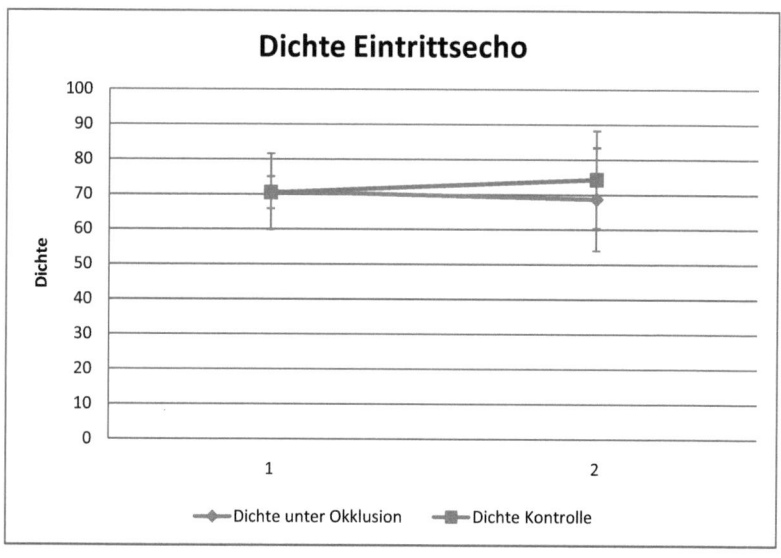

**Abbildung 7: Werte der Dichte des Eintrittsechos im okkludierten und nicht-okkludierten Areal im Verlauf von Messzeitpunkt eins zu Messzeitpunkt zwei.**

**Geringe, nicht signifikante Änderungen der Dichte im Okklusions- (P > 0,715) sowie im Kontrollareal (P > 0.360).**

Der Seitenvergleich der Dichte des Eintrittsechos zwischen Behandlungs- und Kontrollareal vor der Okklusion zeigt keine signifikanten Unterschiede (P > 0,949). Auch der Nachher-Vergleich des okkludierten und nicht-okkludierten Hautareals weist keine signifikanten Unterschiede hinsichtlich der Dichte des Eintrittsechos auf (P > 0,303).

### 3.2.5 Evaluation der Sonogramme ohne Eintrittsecho

*Echobreite*

Die Echobreite ohne das Eintrittsechos zeigt im Behandlungsareal nach der Hydratation einen leichten, aber nicht signifikanten Anstieg von 859,6 ± 107,9 µm auf 892,5 ± 103,9 µm (P > 0,281) (Abb. 8). Im okkludierten Areal stieg die Dicke bei acht Probandinnen an und nahm bei vier Teilnehmerinnen ab.

Auch im nicht-okkludierten Areal bestehen beim zweiten Messzeitpunkt keine statistisch signifikanten Unterschiede zu der ersten Messung (P > 0,276) (Abb. 8). Hierbei ist im Mittel eine schwache Minderung der Breite von 888 ± 112,6 µm auf 843,5 ± 104,3 µm festzustellen. Im Kontrollareal kam es dabei bei sechs Probandinnen zum Anstieg und bei ebenso sechs Probandinnen zur Verringerung der Breite gemessen ohne das Eintrittsecho.

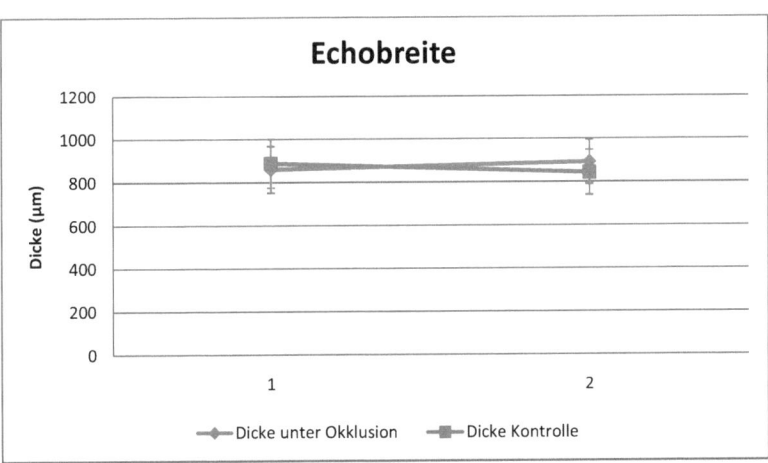

**Abbildung 8: Darstellung der Echobreite des Behandlungs- und Kontrollareals ohne Eintrittsecho von Messzeitpunkt eins und zwei.**

**Unwesentliche, nicht signifikante Änderungen der Hautdicke unter Ausschluss des Eintrittsechos im Okklusions- (P > 0,281) sowie im Kontrollareal (P > 0,276).**

Keine signifikanten Unterschiede der Dicke der Haut ohne das Eintrittsecho ergaben sich im Seitenvergleich von Behandlungs- und Kontrollareal vor der Okklusion (P > 0,466). Nicht signifikant war ebenso der Nachher-Vergleich der beiden Areale (P > 0,227).

*Echodichte*

Die Dichte der Haut ohne das Eingangsecho änderte sich im Okklusionsareal nach der Hydratation von 39,1 ± 10 auf 44,8± 11,9 und ist somit signifikant angestiegen (P < 0,048) (Abb. 9). Hierbei kam es bei neun Teilnehmerinnen zu einem Anstieg und bei lediglich drei Probandinnen zu einer Verringerung der Dichte.

Entgegen dem Behandlungsareal sank die Dichte im Kontrollareal von 40,7 ± 10,8 auf 37,1 ± 11,5 leicht. Hierbei ist keine signifikanten Änderungen der Dichte ohne das Eintrittsecho zu verzeichnen (P > 0,192) (Abb. 9). Ein Anstieg im nicht-okkludierten Areal konnte bei sechs Probandinnen, eine Minderung bei vier Frauen und keine Veränderung bei zwei Teilnehmerinnen festgestellt werden.

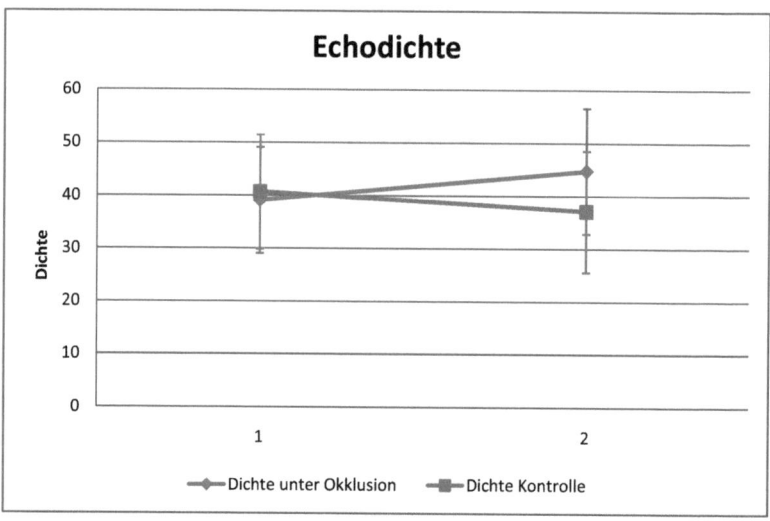

**Abbildung 9: Zeitverlauf der Dichte ohne das Eintrittsecho im okkludierten und nicht-okkludierten Areal.**

**Während es unter der Okklusion zu einem signifikanten Anstieg der Dichte kam (P < 0,048), nahm diese im Kontrollareal leicht, nicht signifikant ab (P > 0,192).**

Der Seitenvergleich zwischen Behandlungs- und Kontrollareal vor der Okklusion zeigt keine signifikanten Unterschiede (P > 0,611). Der Nachher-Vergleich der beiden Areale zeigt zwar keine signifikante Änderung der Dichte ohne den Abschnitt des Eintrittsechos, jedoch eine Tendenz zur Signifikanz dahingehend (P < 0,059).

# 4 Diskussion

Aufgrund der technischen Möglichkeiten, insbesondere der hohen Frequenz, die die 50 MHz-Sonographie im Vergleich zur 20 MHz-Sonographie bietet, stellt sie eine interessante Weiterentwicklung zur Untersuchung der Haut dar. Daraus ergeben sich verschiedenste Fragestellungen nicht nur mit Bezug auf die Dermis, sondern auch hinsichtlich der Epidermis mit ihren verschiedenen Schichten, da diese in der 50 MHz-Sonographie einen deutlich größeren Einfluss auf die Echogenität haben dürften [18]. In der Dermatokosmetik erscheint hierbei die Frage besonders interessant, in wie weit die Hydratation der Hornschicht die Echogenität der 50 MHz-Sonographie beeinflusst.

Daher war die Ausgangsüberlegung dieser Studie, ob die Echostruktur eines hochauflösenden 50 MHz-Sonogramms durch den Hydratationszustand der Haut infolge einer Okklusion beeinflusst wird. Dafür wurden bei zwölf hautgesunden Probandinnen vor und nach einem vierstündigen Okklusionstest im Vergleich zu einer unbehandelten Kontrolle die Ermittlung der Stratum Corneum-Hydratation und eine Ultraschalluntersuchung mit Hilfe der 50 MHz-Sonographie durchgeführt. Neben den Standardparametern Hautdicke und Hautdichte, wurden außerdem das Eintrittsecho und das Echo ohne Eintrittsecho vermessen. Die Ergebnisse zeigen, dass durch die Okklusion die Hydratation signifikant angehoben wurde und sich die Echogenität verändert hat.

## 4.1 Hautdicke

Die sogenannte Hautdicke, die sich aus dem Eintrittsecho und dem darunter liegenden echoreichen Band zusammensetzt und Epidermis und Dermis umfasst, stellt derzeit einen wichtigen Parameter für die quantitative Analyse der hochfrequenten Sonographie dar.

Die Hautdicke kann mit Hilfe verschiedener Methoden untersucht werden. Ein häufig eingesetztes präzises Verfahren zur Bestimmung der Hautdicke ist die Biopsie. Da diese allerdings die ursprüngliche Morphologie der Haut verändert, im selben Areal nicht wiederholbar ist und iatrogene Traumen verursachen kann, erlangen nicht invasive Verfahren zur Bestimmung der Hautdicke mehr und mehr Präsenz [30]. Studien zeigen, dass die Messergebnisse des Ultraschallverfahrens zur Dickenbestimmung von Haut und Tumoren mit denen der Biopsie und radiologischen Techniken wie der

Xeroradiographie, welche aufgrund der Strahlenbelastung veraltet ist, korrelieren. Somit wurde das Ultraschallverfahren durch diese Methoden validiert [25, 31, 32].

Die Hautdicke ist ein Parameter mit dem sowohl epidermale als auch dermale Phänomene untersucht werden können. Um epidermale Reaktionen von biochemischen und biophysikalischen Reizen verstehen zu können, ist das Wissen um die Hautdicke und deren Abhängigkeit von Faktoren wie Alter und Geschlecht sehr wichtig. Anhand der Hautdicke können beispielsweise Aussagen über unterschiedliche anatomische Lokalisationen getroffen werden [33, 34]. Beeinflussende Faktoren wie Hauttyp, Geschlecht und Alter auf die Dicke der Haut werden dabei in der gegenwärtigen Forschung kontrovers diskutiert [30, 33, 35, 36]. Die Hautdicke lässt ebenso Rückschlüsse auf äußere Einflüsse, wie etwa die Auswirkung von Rauchen oder vermehrter UV-Exposition und daraus entstehender Pigmentierung der Haut, zu [33, 35]. Die Dicke der Epidermis beträgt in Abhängigkeit der Lokalisation etwa 0,1 mm [37].

Auch dermale Reaktionen wie etwa dermatokosmetische Veränderungen der Hautdicke bei intrinsischer und extrinsischer Hautalterung, können anhand von Hautdickenbestimmungen untersucht werden. Die Hautdicke verringert sich dabei bei postmenopausalen Frauen in Abhängigkeit des Hormonhaushaltes [38]. Eine durchschnittliche dermale Dicke von 910 ± 150 µm konnte bei einer Untersuchung von Dykes et al., an der 28 Frauen und 31 Männer teilnahmen, anhand einer radiologischen Messung ermittelt werden. Diese Werte stimmen mit denen aus derselben Studie, bei der mittels der Harpenden Skinfold Caliper-Methode eine Hautfalte zwischen zwei Metallplatten zusammengedrückt und die Subkutis ausgeklammert wird, überein. Hierbei betrug die dermale Dicke bei Frauen 930 ± 100 µm [39].

Veränderungen der Hautdicke können in der Dermatologie Indizien für verschiedene Erkrankungen wie Psoriasis oder Sklerodermie sein. Bei der Sklerodermie etwa erscheint die Haut im Ultraschall durch eine Bindegewebsverhärtung verdickt, wohingegen die Psoriasis eine erhöhte Dicke der Epidermis durch plaqueartige Ablagerungen auf der Hornschicht aufweist [14, 24, 40]. Wegen der Fähigkeit, mittels Ultraschalls Dickenbestimmungen von Strukturen durchführen zu können, kann der Schall auch zur Bestimmung der Tiefenausdehnung von Brandverletzungen, Kontrolle von Wundheilungsverläufen [41], präoperativen Diagnostik von Hauttumoren [42, 43] sowie Hautdickenbestimmungen langfristiger topischer Kortikoidsteroid-Therapien eingesetzt werden [44]. Aufgrund der verschiedenen Rückschlüsse, die anhand der Hautdicke getroffen werden können, kann die Hautdicke in der gegenwärtigen Wissenschaft als ein etablierter zu untersuchender Parameter angesehen werden.

Die in dieser Untersuchung vor der Okklusion ermittelte durchschnittliche Hautdicke lokalisiert im Bereich des volaren Unterarms, beträgt 1013,4 ± 98,8 µm. Diese Ergebnisse stimmen mit denen, die Alexander et al. bereits gemessen hat, überein. So wurde mit 15 MHz an den Unterarmen von zehn Probanden eine durchschnittliche Dicke der Haut von 1006 µm ermittelt [45]. Die Werte zur Hautdicke entsprechen ebenso denen, die in der Studie von Eisenbeiss et al. durch ein 20 MHz-Ultraschallgerät gemessenen wurden. In dieser Studie wurde der Einfluss weiblicher Hormone auf die Hautdicke untersucht. Dabei konnte bei 22 weiblichen Probandinnen an der Innenseite des Unterarms und an der dorsalen Hand eine Hautdicke von 920 ± 120 µm ermittelt werden [46]. Marks et al. haben hingegen mit einem 15 MHz A-Modus-Gerät in einer Studie, an der vier Männer und acht Frauen teilnahmen, eine durchschnittliche Hautdicke am Unterarm von 1390 ± 140 µm gemessen [47]. Schwankungen der Werte in der gleichen Lokalisation können zum einen auf den unterschiedlichen Umgang mit dem Eintrittsecho, zum anderen auf verschiedene Auflösungsvermögen der Ultraschallgeräte zurückgeführt werden.

Der Einfluss einer Hydratation infolge einer Okklusion der Haut auf die Hautdicke zeigte in dieser Untersuchung keine signifikante Veränderung. Es kam im Mittel lediglich zu einem leichten Anstieg der Hautdicke im Okklusionsareal und zu einer leichten Verringerung der Dicke im Kontrollareal. Die Ergebnisse stimmen mit denen von Lévy et al. überein, die anhand einer Untersuchung, den Einfluss von drei verschiedenen, unter Okklusion topisch applizierten Wirkstoffen, die zur Behandlung von Psoriasis eingesetzt werden, auf die Hautdicke von elf hautgesunden Probanden untersucht haben. Hierbei wurde zur Kontrolle eine Duhring Chamber aus Aluminium ohne Wirkstoff auf den volaren Unterarm der Teilnehmer befestigt, woraufhin die Hautdicke jeweils nach 14, 21, 28, 35 und 42 Tagen sowie am siebten Tag nach Abschluss des Versuchs mit einem 20 MHz-Ultraschallgerät gemessen wurde. Dabei konnte keine Veränderung der Hautdicke über den Zeitraum der sechs Wochen gefunden werden [48]. In einer Untersuchung von Seidenari et al., bei der bei acht gesunden Frauen verschiedene Patch Tests mit Hilfe unterschiedlicher Kammern am volaren Unterarm durchgeführt wurden, deutet sich wiederum eine Zunahme der Hautdicke unter Okklusion ohne Wirkstoff nach jeweils 24 und 48 Stunden an. Die Hautdicke wurde dabei mit einem 20 MHz-Ultraschallgerät evaluiert. Hierbei nahm die Hautdicke bei Anwendung einer leeren Finn Chamber® nach 24 Stunden im Mittel von 880 ± 0,05 µm auf 920 ± 0,03 µm zu. Die Zunahme der Dicke führen die Autoren auf die Entstehung von Ödemen, die durch die Okklusion induziert wurde, zurück [49]. Es kann vermutet werden, dass die Entstehung von Ödemen und die daraus resultierende Zunahme der Hautdicke aus der längeren Okklusionszeit hervorgeht. Die leichte Tendenz zur Zunahme der Hautdicke nach nur vier Stunden Okklusion in dieser Untersuchung könnte ein Indiz dafür sein, dass die Hautdicke nach längerer Okklusionszeit ansteigt. Allerdings stimmt diese Vermutung nicht mit den vorangestellten Ergebnissen von Lévy et al. überein [48]. In einer Untersuchung von Kerscher et al., in der 19 weibliche Teilnehmerinnen eine intradermale Injektion von Hyaluronsäure-Gel im unteren Wangenbereich an drei Terminen über einen Zeitraum von acht Wochen erhielten, zeigte sich, wie auch in dieser Untersuchung, keine statistisch signifikante Änderung der Hautdicke mittels 20 MHz-Ultraschallgeräts. Obwohl die Studien nicht direkt vergleichbar sind, können Parallelen aufgrund der wasserbindenden Eigenschaften von Hyaluronsäure in der Haut gezogen werden. Allerdings ist zwischen der Quellung von außen durch die Okklusion und der intradermalen Hydratisierung durch Hyaluronsäure-Gel zu differenzieren. Die Autoren vermuten, dass sich die Dicke der Haut nach der Behandlung, aufgrund der geringen Injektionsdosis und der Struktur des Produkts mit guter Anpassungsfähigkeit an die extrazellulare Matrix, nicht verändert hat [50].

Zusammenfassend ist festzuhalten, dass die Literatur bezüglich Hautdickenveränderungen unter Okklusion bisher nicht einheitlich ist. Aus diesem Grund kann nicht abschließend festgestellt werden, wann eine Okklusion zu einer Zunahme und wann zu einer Abnahme der Hautdicke führt.

## 4.2 Hautdichte

Als Hautdichte wird in der Ultraschalluntersuchung der Haut die Dichte der Reflexionen, welche im Sonogramm als Pixel farblich dargestellt werden, bezeichnet [19]. Charakteristisch für die Dichteverteilung des Standardultraschallbildes der Haut ist ein echoreiches Eintrittsecho, das sich nach der echoarmen Vorlaufstrecke des Wassers darstellt. An das Eintrittsecho schließt das echoreiche Korium, welches mit echoarmen, den Haarfollikeln entsprechenden Arealen durchsetzt sein kann, an. Die Subkutis, die häufig von Binnenechos, welche den Bindegewebssepten entsprechen, durchzogen wird, stellt sich nach dem Korium als echoarmes Areal dar [25].

Dichteunterschiede stellen sich im Ultraschall als echoreiche oder echoarme Areale dar. Areale höherer Pixeldichte im Korium, die stärkere Reflexionen repräsentieren, sind primär auf das Kollagen in der Dermis zurückzuführen [51]. Eine verringerte Dichte der Dermis kann beispielsweise ein Zeichen für eine aktinisch beschädigte Dermis sein, wobei die Echogenität durch Zerstörung der reflektierenden Kollagenfaserbündel und Ansammlung von Elastin-Fasern und Glykosaminoglykanen verringert wird [52]. Auch Flüssigkeitseinlagerungen in Form von Ödemen lassen sich anhand von echoarmen Bereichen im Ultraschall identifizieren [49, 53]. Ferner können Hauttumore häufig als echoarmes Areal unterhalb des echoreichen Schalleintrittsechos gesehen werden [25]. Damit ist auch die Hautdichte ein aussagekräftiger Parameter in der Dermatologie.

In der vorliegenden Untersuchung beträgt die durchschnittlich ermittelte Hautdichte vor der Hydratation 44,3 ± 10,1. Nach Hydratation konnte keine statistisch signifikante Änderung der Hautdichte festgestellt werden. Vergleiche zu anderen Studien können diesbezüglich nicht gezogen werden, da die intensive Literaturrecherche ergab, dass keine weiteren Ergebnisse zu diesem Parameter vorliegen. Andere Autoren haben lediglich die dermale Dichte oder die Dichte des Eintrittsechos sowie die des echoarmen Bandes gemessen [18, 19, 36, 49]. Dass sich die Gesamtdichte in der vorliegenden Untersuchung nicht verändert hat, könnte das Ergebnis der zwar nicht signifikanten aber dennoch leichten Abnahme der Dichte des Eintrittsechos und der signifikant erhöhten Dichte des Bereichs ohne Eintrittsecho nach der Okklusion sein.

### 4.3 Quantifizierung des Eintrittsechos

Das Eintrittsecho ist eine besonders charakteristische echoreiche Struktur in der hochfrequenten Sonographie. Zur Bedeutung und Interpretation des sogenannten Eintrittsechos werden kontroverse Meinungen geäußert. Vor allem in älterer Literatur setzen einige Autoren diese echoreiche Struktur mit der Epidermis gleich [54, 55]. Aufgrund von anderen aktuelleren Untersuchungen mit Ultraschallgeräten mit höherer Frequenz und besserem Auflösungsvermögen, sind sich die meisten Autoren heutzutage hingegen einig, dass das Eintrittsecho nicht als Äquivalent zur Epidermis angesehen werden kann. Zwischen der sonographischen Breite des Eintrittsechos und der histologischen Dicke der Hornschicht der Epidermis konnte keine Korrelation festgestellt werden [56]. Sie begründen das Phänomen als Impedanzsprung, der sich vom Wasser zur Epidermis und Reflexionen aus der Epidermis gemeinsam als ein horizontal verlaufendes, echoreiches Band darstellt [25, 57]. Auch in der Untersuchung von Kaspar et al. sehen die Autoren die oberste Struktur, gemessen an der Fingerbeere mit einem 100 MHz-Ultraschallgerät, als eine schmale, sehr echoreiche Linie an, die die Grenzfläche zwischen Kopplungsmedium (Wasser) und der Hornschicht repräsentiert [18]. Allerdings zeigten sich dabei weitere echoarme und echoreiche Areale, die darauf schließen lassen, dass das Eintrittsecho weitere Informationen enthält.

### 4.3.1 Breite des Eintrittsechos

Zur Breite des Eintrittsechos liegen in der Forschung bisher kaum Daten vor. Daher liegt es nahe, die Ergebnisse mit Studien zu vergleichen, die Ultraschallgeräte mit anderen Frequenzen untersucht haben. Besonders interessant erscheint dabei ein Vergleich zu Daten, die mit 100 MHz erfasst wurden. Die hier ermittelte Breite des Eintrittsechos vor der Okklusion beträgt im Mittel 143,65 ± 22,9 µm. Dieser Wert stimmt nicht mit den Ergebnissen von El Gammal et al. überein, die eine durchschnittliche Dicke des Eintrittsechos von 82 ± 12 µm bei jeweils fünf Frauen und Männern am dorsalen Unterarm ermittelten [58]. Diese Differenz könnte auf das in dieser Untersuchung eingesetzte 100 MHz-Ultraschallgerät, welches aufgrund der höheren Auflösung eine noch genauere Messung erlaubt, zurückzuführen sein. Daraus resultierend konnte in dieser Untersuchung ein zweigeteiltes Eintrittsecho, das durch ein echoarmes Band unterbrochen ist, identifiziert werden. Aufgrund der geringen Breite des ersten dieser beiden Echos, kann vermutet werden, dass das breitere Eintrittsecho aus der vorliegenden Untersuchung auch Anteile des in der 100 MHz-Sonographie gefundenen zweiten tiefen Echos enthält. Ein direkter Vergleich der Echobreite ist daher nur bedingt möglich.

Wie erwartet, verringerte sich die Breite des Eintrittsechos nach der vierstündigen Okklusion hoch signifikant. Die Ergebnisse der Studie von Kaspar et al. stimmen damit überein. Die Autoren untersuchten den Einfluss von fünf verschiedenen Externa - Vaseline, Wasser-in-Öl-Emulsion, Öl-in-Wasser-Emulsion, Urea pura 10 % in der Öl-in-Wasser-Emulsion und Wasser - auf das Stratum Corneum. Die Anwendung der Externa erfolgte hierbei unter Okklusion mittels runder Finn Chamber® an den Fingerbeeren von zehn Probanden und wurde mit einem 100 MHz-Ultraschallgerät untersucht. Auch hier konnte bei allen Externa eine Abschwächung des Eintrittsechos nach vierstündiger Okklusion festgestellt werden. Die Autoren begründen die Verringerung des Eingangsechos mit der durch die Stratum Corneum-Hydratation induzierten Impedanzanpassung [18].

El Gammal et al. hingegen konnten anhand einer Untersuchung von fünf Frauen und fünf Männern nach einer dreistündigen Okklusion mit einer mit Vaseline gefüllten Finn Chamber® an der linken, palmaren Fingerkuppe keine Veränderung des Eintrittsechos identifizieren [58]. Ursache dafür könnte sein, dass in diesem Fall nur eine dreistündige Okklusion an der Leistenhaut, also an einem Areal mit dickerem Stratum Corneum, durchgeführt wurde. Die Untersuchung von Seidenari et al., bei der der Einfluss einer kurzfristigen Okklusion mit Wasser unter Einsatz einer Finn Chamber® bei zwölf gesunden Probanden an der Ellenbogenfalte mit einem 20 MHz-Ultraschallgerät geprüft wurde, zeigt wiederum, dass nach einer nur 30-minütigen Okklusion eine Abnahme des Eintrittsechos ermittelt werden konnte und stimmt somit mit den hier erhobenen Daten überein [59].

Die überwiegend einheitlichen Ergebnisse bezüglich der Verminderung des Eintrittsechos nach einer Hydratation deuten darauf hin, dass die 50 MHz-Sonographie eine geeignete Methode zur Identifikation eben dieser Phänomene ist. Vermutet werden kann, dass die Verringerung des Eintrittsechos nach der Hydratation der Hornschicht einerseits aufgrund einer Impedanzanpassung durch die Quellung des Stratum Corneums und/oder andererseits durch Wassereinlagerungen an die Proteine der Hornschicht induziert wird. Letzteres lässt auf einen Zusammenhang zwischen Eintrittsecho und Hornschicht schließen.

### 4.3.2 Dichte des Eintrittsechos

Die Dichte des Eintrittsechos ist ein Parameter, der bisher nur sehr selten gemessen wurde. Der Wert der Dichte des Eintrittsechos betrug vor der Okklusion im Mittel 70,6 ± 7,8. Diese Ergebnisse stimmen in etwa mit denen von El Gammal et al. überein, die am dorsalen Unterarm von zehn Probanden mit einem 100 MHz-Ultraschallgerät einen mittleren Grauwert von 86 ± 18 ermittelten [58].

Die Dichte des Eintrittsechos verringerte sich im Behandlungsareal nach der Okklusion leicht, aber nicht signifikant. Kaspar et al. konnten hingegen schon nach einer 30-minütigen Applikation einer Öl-in-Wasser-Emulsion klinisch eine Verminderung der Dichte des Eintrittsechos aufgrund einer Impedanzanpassung feststellen [18]. Es lässt sich vermuten, dass eine Abschwächung des Eingangsechos durch eine Quellung der Hornschicht, induziert durch eine Okklusion, im Vergleich zu einer direkten Hydratation durch eine Öl-in-Wasser-Emulsion, später auftritt. Diese Hypothese stimmt mit der leichten Tendenz zum Rückgang der Dichte des Eintrittsechos nach der vier-stündigen Okklusion in dieser Untersuchung überein. Auch El Gammal et al. ermittelten mit einem 100 MHz-Ultraschallgerät nach einer 60-minütigen okklusiven Applikation von Vaseline bei Probanden mit Psoriasis eine Verringerung der Dichte des Eintrittsechos. Diese konnte hingegen nicht in der gleichen Studie bei Probanden nach dreistündiger Okklusion mit Vaseline unter einer Finn Chamber® an der palmaren Haut identifiziert werden [58]. Die Autoren gehen davon aus, dass dies auf die Produktion von komplexen konvergierenden und divergierenden Reflexen durch die stark wellenförmige Grenze zwischen dem Koppelmedium und der Hornschicht zurückzuführen ist [58]. Ferner untersuchten Pellacani et al. den Einfluss einer Hydratation, induziert durch Vaseline und zwei Öl-in-Wasser-Emulsionen unter einer Finn Chamber®, auf die Echogenität eines 20 MHz-Sonogramms. Hierbei konnten sie bei 15 Probanden nach je 15, 30, 60, 120, und 180 Minuten Einwirkzeit am volaren Unterarm bei allen drei Externa eine signifikante Abschwächung des Eintrittsechos identifizieren [19].

Unter Berücksichtigung der vorangestellten Ergebnisse unterschiedlicher Studien ist zu vermuten, dass unterschiedliche Vorgehensweisen zur Erhöhung der Hydratation, zu verschiedenen Effekten im Bereich des Eintrittsechos führen. Dabei ist zwischen einer indirekten Quellung der Haut durch eine Okklusion und einer direkten Hydratisierung durch Externa zu differenzieren.

## 4.4 Evaluation der Sonogramme ohne Eintrittsecho

Aufgrund der Tatsache, dass Veränderungen im Eintrittsecho nach der Hydratation fest-gestellt, wiederum aber keine signifikanten Unterschiede der gesamten Echobreite ermittelt werden konnten, war es naheliegend, zudem die Echobreite ohne das Eintritts-echo zu untersuchen.

### 4.4.1 Breite ohne Eintrittsecho

Vor der Okklusion konnte unter Ausschluss des Eintrittsechos eine durchschnittliche Breite von 873,8 ± 110 µm gemessen werden. Manche Autoren interpretieren diesen Bereich als Korium und ermittelten eine Korrelation der Koriumdicke im Sonogramm mit histometrischen Messungen [57, 18, 25].

Bei der explorativen Analyse der Sonogramme unter Ausschluss des Eintrittsechos konnte keine signifikante Änderung der Breite nach der Okklusion festgestellt werden. Aufgrund der Datenlage ist ein Vergleich zu anderen Untersuchungen schwierig und die Bedeutung dieses Parameters hinsichtlich des Einflusses einer Hydratation daher noch weitgehend unbekannt. Da sich dieser Parameter, wie auch die gesamte Hautdicke nach der Okklusion nicht signifikant verändert hat, kann davon ausgegangen werden, dass die Breite ohne das Eintrittsecho nur eine untergeordnete Relevanz im konkreten Zusam-menhang besitzt.

### 4.4.2 Dichte ohne Eintrittsecho

Die hier ermittelte Dichte ohne das Eintrittsecho vor der Okklusion beträgt im Mittel 39,9 ± 10,5. Ergebnisse der Untersuchung von El Gammal et al., bei der eine durch-schnittliche Dichte am Unterarm von 35 ± 7 gemessen wurde, stimmen damit überein [58].

Die Grundannahme hinsichtlich des Einflusses einer Hydratation auf die Echogenität war, dass eine Verringerung der Dichte durch Erhöhung des Wassergehalts zu erwarten sei. Die Ergebnisse zur Dichte unter Ausschluss des Eintrittsechos zeigen hingegen nach der Quellung wider Erwarten eine signifikante Zunahme der Echogenität und die Entstehung eines echoarmen Bandes unterhalb des Eingangsechos. Auch Seidenari et al. ermittelten eine Erhöhung der Dichte in einer Untersuchung, bei der die Wirkung einer kurzfristigen Okklusion mit Wasser unter Einsatz einer Finn Chamber® bei zwölf

Probanden mit einem 20 MHz-Ultraschallgerät gemessen wurde [59]. Die Ergebnisse von Pellacani et al. stimmen hingegen nicht mit der hier ermittelten Zunahme der Echogenität überein. Die Autoren konnten eine signifikante Abnahme der Echogenität bei der Anwendung von Vaseline nach kurzer Einwirkzeit unter Okklusion ermitteln [19]. Dass in diesem Fall eine Abnahme der Echogenität festgestellt werden konnte, könnte hier an der kürzeren Okklusionszeit liegen.

Aufgrund der Echozunahme im Bereich der Dermis nach der Hydratation der Haut, stellt sich die Frage nach der Ursache dieses Phänomens [59]. Ein Erklärungsansatz könnte aus der Verminderung des Eintrittsechos und der Entstehung des echoarmen Bandes nach der Hydratation resultieren. Infolge dessen wird weniger Schall reflektiert und mehr Schall gelangt in die darunterliegenden Schichten. Hierdurch kommt es zu verstärkten dermalen Reflexen. Dieser Effekt ist ein in der Wissenschaft bekanntes Ultraschallphänomen, die sogenannte dorsale Schallverstärkung. Diese führt wegen der geringen Schallabschwächung von echofreien oder -armen Strukturen, wie beispielsweise liquide Strukturen oder entzündliche oder homogene zelluläre Infiltrate, zu einer stärkeren Echogenität der dorsal gelegenen Areale im Vergleich zu der Umgebung. Das dorsal dargestellte Gewebe erscheint im Sonogramm wegen einer geringeren Schallreflektion echoreicher und damit heller als die umgebenden Strukturen [60]. Auch bei der Darstellung von Basalzellkarzinomen im Ultraschall kann häufig unterhalb des Tumorareals eine dorsale Schallverstärkung identifiziert werden [25]. Durch eine Okklusion beziehungsweise eine Hydratation kann folglich die Impedanz also der Schallwiderstand der Haut verringert werden, sodass mehr Schallwellen in tiefere Schichten gelangen. Dieser Aspekt könnte für andere Fragestellungen sehr interessant sein, um auf diese Weise etwa dermale Effekte präziser und detaillierter zu identifizieren.

Hinsichtlich der Entstehung eines echoarmen Bandes nach der Okklusion in dieser Untersuchung, können Übereinstimmungen mit Ergebnissen von Kaspar et al. festgestellt werden. Sie ermittelten allerdings schon vor der Anwendung von verschiedenen Externa zwei echoarme Bänder, wobei sich das obere nach der Hydratation verbreiterte. Ursache für die Identifikation von echoarmen Bändern vor der Hydratation kann die Lokalisation an der Fingerbeere der Probanden und die Nutzung eines 100 MHz-Ultraschallgerätes sein. Die Autoren setzten das obere echoarme Band mit der Hornschicht gleich. Durch einen Versuch stellten sie eine Verschmälerung des oberen echoarmen Bandes nach

Tapestripping der Hornschicht fest [18]. Auch El Gammal et al. ermittelten nach dreistündiger Okklusion mit Vaseline an der Fingerkuppe eine Zunahme des oberen echoarmen Bandes, welches sie ebenfalls als Äquivalent der Hornschicht ansehen [58]. Seidenari et al. gehen davon aus, dass die Entstehung eines echoarmen Bandes, induziert durch die topische Anwendung von Externa, ein Indiz für ein in der Dermis entstandenes Ödem ist [61]. In der hier vorliegenden Untersuchung kann vermutet werden, dass das entstandene echoarme Band nicht direkt auf ein Ödem hindeutet, dies aber nicht ausgeschlossen werden kann. Das echoarme Band repräsentiert dennoch einen gewissen Wasserrückstau, der sich im Bereich des Stratum Papillare, also an der Grenze zwischen Korium und Epidermis, lokalisiert.

# 5 Zusammenfassung

Das Ultraschallverfahren, insbesondere die hochfrequente Sonographie, ist in der Dermatokosmetik als eine etablierte Methode zur Untersuchung, Diagnostik und Darstellung der Haut anzusehen. Da die Epidermis mit der häufig eingesetzten 20 MHz-Sonographie nicht darstellbar ist, bedarf es Geräte mit höherem Auflösungsvermögen, um beispielsweise Hydratationseffekte in der Haut evaluieren zu können.

Daher wurden in dieser Untersuchung der Einfluss einer Okklusion und die damit erzeugte Quellung der Haut auf die Echogenität der kutanen 50 MHz-Sonographie untersucht. Hierbei wurden bei zwölf hautgesunden Probandinnen ein Provokationstest -eine vierstündige Okklusion mittels Finn Chamber® - im Seitenvergleich und eine sonographische Untersuchung je vor und nach der Okklusion durchgeführt.

Die Ergebnisse zeigten nach erfolgreicher Hydratation der Haut keine Veränderungen der gesamten Hautdicke und Dichte. Im Gegensatz dazu konnte eine hoch signifikante Abnahme der Breite des Eintrittsechos sowie eine signifikante Erhöhung der dermalen Echogenität ermittelt werden. Die Dichte des Eintrittsechos wie auch die Echobreite unter Ausschluss des Eintrittsechos veränderten sich nur leicht.

Die vorliegenden Ergebnisse deuten einerseits an, dass eine Okklusion signifikante epidermale und dermale Veränderungen hervorrufen kann und belegen andererseits, dass die 50 MHz-Sonographie eine geeignete Methode ist, diese zu untersuchen. Durch die signifikante Veränderung des Eintrittsechos nach der Hydratation kann vermutet werden, dass die Hornschicht mit diesem in Zusammenhang steht. Interessant ist auch, dass anscheinend Hydratationseffekte festgestellt werden können, ohne die Hautdicke berücksichtigen zu müssen. Außerdem deutet das echoarme Band unterhalb des Eintrittsechos nach der Okklusion an, dass der Wassergehalt im oberen Korium ansteigt. Aufgrund kontroverser Ergebnisse hinsichtlich des Einflusses einer Quellung auf die Hautdicke erscheint diesbezüglich allerdings weitere Forschungsarbeit mit Ultraschallgeräten höherer Auflösung, einer größeren Probandenanzahl und längerer Okklusionszeit empfehlenswert.

Aufgrund der hier erhobenen Ergebnisse wären des Weiteren Untersuchungen zum Einfluss von topisch applizierter Hyaluronsäure mit ihrer Fähigkeit der außerordentlichen Wasserbindung auf die Echogenität der 50 MHz-Sonographie von großem Interesse.

# Literatur

1. Surber C, Itin PH, Bircher AJ, Maibach HI. Topical corticosteroids. J Am Acad Dermatol. 1995 Jun; 32(6): 1025-30.
2. Pennick G, Harrison S, Jones D, Rawlings AV. Superior effect of isostearyl isostearate on improvement in stratum corneum water permeability barrier function as examined by the plastic occlusion stress test. Int J Cosmet Sci. 2010 Aug; 32(4): 304-12.
3. Stam-Posthuma JJ, Vink J, le Cessie S, Bruijn JA, Bergman W, Pavel S. Effect of topical tretinoin under occlusion on atypical naevi. Melanoma Res. 1998 Dec; 8(6): 539-48.
4. Doumit J, Pratt M. Comparative study of IQ-ultra and Finn Chambers test methodologies in detecting 10 common standard allergens that cause allergic contact dermatitis. J Cutan Med Surg. 2012 Jan-Feb; 16(1): 18-22.
5. Barel AO, Paye M, Maibach HI. Handbook of Cosmetic Science and Technology. Third edition, informa healthcare, New York, 2009, 475-476.
6. Zhai H, Maibach HI. Skin occlusion and irritant allergic contact: an overview. Contact Dermatitis. 2001 Apr; 44(4): 201-6.
7. Baran R, Maibach HI. Textbook of Cosmetic Dermatology. Second edition, Martin Dunitz, London, 1998, 131-144.
8. Ruhnek-Forsbeck M, Fischer T, Meding B, Pettersson L, Stenberg B, Strand A, Sundberg K, Svensson L, Wahlberg JE, Widström L. Comparative multi-center study with TRUE Test and Finn Chamber Patch Test methods in eight Swedish hospitals. cta Derm Venereol. 1988; 68(2): 123-8.
9. Draelos Z. Cosmetic dermatology: Products and Procedures. Wiley-Blackwell, North Carolina, 2010, 126.
10. Zhai H, Maibach HI. Effects of Skin Occlusion on Percutaneous Absorption: An Overview. Skin Pharmacol Appl Skin Physiol. 2001 Jan-Feb;14(1): 1-10.
11. White JM. Patch testing: what allergists should know. Clin Exp Allergy. 2012 Feb; 42(2): 180-5. doi: 10.1111/j.1365-2222.2011.03862.x. Epub 2011 Sep 21.
12. Ramsing DW, Agner T. Effect of glove occlusion on human skin (II). Long-term experimental exposure. Contact Dermatitis. 1996 Apr; 34(4): 258-62.
13. El-Zawahry MB, Abdel El-Hameed El-Cheweikh HM, Abd-El-Rahman Rama-dan S, Ahmed Bassiouny D, Mohamed Fawzy M. Ultrasound biomicroscopy in the diagnosis of skin diseases. Eur J Dermatol. 2007 Nov-Dec; 17(6): 469-75. Epub 2007 Oct 19.
14. Gottlöber P, Leiter U, Friedrich W, Bunjes D, Schulz A, Kerscher M, Peter RU. Chronic cutaneous sclerodermoid graft-versus-host disease: evaluation by 20-MHz sonography. J Eur Acad Dermatol Venereol. 2003 Jul; 17(4): 402-7.
15. Hoffmann K, Dirting K, Stücker M, el-Gammal S, Wilmert M, Altmeyer WP. History of high frequency sonography. Ultraschall Med. 1994 Aug; 15(4): 192-7.
16. Iro H, Becker D, Uttenweiler V, Zenk J. Kopf-Hals-Sonographie. Springer Verlag, Berlin Heidelberg, 2000, 127.
17. Agache P, Humbert P. Measuring the Skin: Non-invasive Investigations. Physiology, Normal Constants. Springer-Verlag, Berlin Heidelberg, 2004, 205-207.

18. Kaspar K, Vogt M, Ermert H, Altmeyer P, El Gammal S. 100-MHz-Sonographie zur Darstellung des Stratum corneum an der Palmarhaut nach Anwendung verschiedener Externa. Ultraschall Med. 1999 Jun; 20(3): 110-4.
19. Pellacani G, Francomano M, Giusti G, Seidenari S. Epidermal echogenicity as a hydration parameter: The effect of moisturizers on the skin as evaluated by 20 MHz B-scanning. J. Soc. Cosmet. Chem. 1997, 245-246.
20. Lachapelle JM, Maibach HI. Patch Testing and Prick Testing. A Practical Guide Official Publication of the ICDRG. Third edition, Springer Verlag Berlin Heidelberg, 2012, 38.
21. O`goshi K, Serup J. Inter-instrumental variation of skin capacitance measured with the Corneometer. Skin Res Technol 2005; 11(2): 107-109.
22. Heinrich U, Koop U, Leneveu-Duchemin MC, Osterrieder K, Bielfeldt S, Chkarnat C, Degwert J, Häntschel D, Jaspers S, Nissen HP, Rohr M, Schneider G, Tronnier H. Multicentre comparison of skin hydration in terms of physical-, physiological- and product-dependent parameters by the capacitive method (Corneometer CM 825). Int J Cosmet Sci. 2003 Apr; 25(1-2): 45-53.
23. Alanen E, Nuutinen J, Nicklén K, Lahtinen T, Mönkkönen J. Measurement of hydration in the stratum corneum with the MoistureMeter and comparison with the Corneometer. Skin Res Technol. 2004 Feb; 10(1): 32-7.
24. Barel A, Clarys P. Maesurement of Epidernal Capacitance. In Serup J, Jemec G, Grove G. Non-invasive methods and skin. Taylor & Francis, Boca Raton, New York, London, 2006, 337-344.
25. Hermes N, Altmeyer P. Bestimmung der Tumordicke von Hauttumoren mit 20 und 50 MHz-Sonographie. Dissertation, Bochum, 2003, 3-14.
26. Altmeyer P, el-Gammal, S, Hoffmann K. Ultrasound in Dermatology. Springer Verlag, Berlin, 1992, 3-31.
27. Schmid-Wendtner MH, Dill-Müller D. Ultrasound technology in dermatology. Semin Cutan Med Surg. 2008 Mar; 27(1): 44-51.
28. Unholzer A, Korting HC. High-frequency ultrasound in the evaluation of pharmacological effects on the skin. Skin Pharmacol Appl Skin Physiol. 2002 Mar-Apr; 15(2):71-84.
29. Ormerod AD, Dwyer CM, Weller R, Cox DH, Price R. A comparison of subjective and objective measures of reduction of psoriasis with the use of ultrasound, reflectance colorimetry, computerized video image analysis, and nitric oxide production. J Am Acad Dermatol. 1997 Jul; 37(1): 51-7.
30. Gambichler T, Matip R, Moussa G, Altmeyer P, Hoffmann K. In vivo data of epidermal thickness evaluated by optical coherence tomography: effects of age, gender, skin type, and anatomic site. J Dermatol Sci. 2006 Dec; 44(3): 145-52. Epub 2006 Oct 27.
31. Tan CY, Marks R, Payne PA: Comparison of xeroradiographic and ultrasound detection of corticosteroid induced dermal thinning. J Invest Dermatol 1981; 76: 126–128.
32. Tacke J, Haagen G, Hornstein OP, Huettinger G, Kiesewetter F, Schell H, Diepgen TL: Clinical relevance of sonometry-derived tumour thickness in malignant melanoma: A statistical analysis. Br J Dermatol 1995; 132: 209–214.
33. Sandby-Møller J, Poulsen T, Wulf HC. Epidermal thickness at different body sites: relationship to age, gender, pigmentation, blood content, skin type and smoking habits. Acta Derm Venereol. 2003; 83(6): 410-3.

34. Dahan S, Lagarde JM, Turlier V, Courrech L, Mordon S. Treatment of neck lines and forehead rhytids with a nonablative 1540-nm Er: glass laser: a controlled clinical study combined with the measurement of the thickness and the mechanical properties of the skin. Dermatol Surg. 2004 Jun; 30(6): 872-9; discussion 879-80.

35. Lock-Andersen J, Therkildsen P, de Fine Olivarius F, Gniadecka M, Dahlstrøm K, Poulsen T, Wulf HC. Epidermal thickness, skin pigmentation and constitutive photosensitivity. Photodermatol Photoimmunol Photomed. 1997 Aug; 13(4):153-8.

36. Sauermann K, Clemann S, Jaspers S, Gambichler T, Altmeyer P, Hoffmann K, Ennen J. Age related changes of human skin investigated with histometric measurements by confocal laser scanning microscopy in vivo. Skin Res Technol. 2002 Feb; 8(1): 52-6.

37. Kerscher M, Williams S. Dermatokosmetik. 2.Auflage, Steinkopff Verlag, Heidelberg, 2009, 2-32.

38. Brincat MP. Hormone replacement therapy and the skin. Maturitas. 2000 May 29; 35(2): 107-17.

39. Dykes PJ, Marks R. Measurement of skin thickness: a comparison of two in vivo techniques with a conventional histometric method. J Invest Dermatol. 1977 Sep; 69(3): 275-8.

40. Gutierrez M, Wortsman X, Filippucci E, De Angelis R, Filosa G, Grassi W. High-frequency sonography in the evaluation of psoriasis: nail and skin involvement. J Ultrasound Med. 2009 Nov; 28(11): 1569-74.

41. Brink J, Sheets P, Dines K, Etchison M, Hanke C, Sadove A. Quantitative assessment of burn injury in porcine skin with high-frequency ultrasonic imaging. Investigative Radiology 1986; 21: 645 – 651.

42. Hoffmann K, Jung J, el Gammal S, Altmeyer P. Malignant Melanoma in 20 MHz B-Scan Sonography. Chronica Dermatologica 1992; 185: 49 – 55.

43. Ruocco E, Argenziano G, Pellacani G, Seidenari S. Noninvasive imaging of skin tumors. Dermatol Surg. 2004 Feb; 30(2 Pt 2): 301-10.

44. Seidenari S, Di Nardo A. Echographic evaluation with image analysis of allergic and irritant reactions. Akt Dermatol 1992; 18: 9-13.

45. Alexander H, Miller DL. Determining skin thickness with pulsed ultra sound. J Invest Dermatol. 1979 Jan; 72(1): 17-9.

46. Eisenbeiss C, Welzel J, Schmeller W. The influence of female sex hormones on skin thickness: evaluation using 20 MHz sonography. British Journal of Dermatology 1998; 139: 462-467.

47. Marks R, Hill S, Barton SP: The effects of an abrasive agent on normal skin and on photoaged skin in comparison with topical tretinoin. Br J Dermatol 1990; 123: 457–466.

48. Lévy J, Gassmüller J, Schröder G, Audring H, Sönnichsen N. Comparison of the effects of calcipotriol, prednicarbate and clobetasol 17-propionate on normal skin assessed by ultrasound measurement of skin thickness. Skin Pharmacol. 1994; 7(4): 231-6.

49. Seidenari S, Turnaturi C, Motolese A, Pepe P. Echographic evaluation of edema induced by patch test chambers. Contact Dermatitis. 1992 Nov; 27(5): 331-2.

50. Kerscher M, Bayrhammer J, Reuther T. Rejuvenating influence of a stabilized hyaluronic acid-based gel of nonanimal origin on facial skin aging. Dermatol Surg. 2008 May; 34(5): 720-6. Epub 2008 Apr 1.

51. Thiboutot D. Dermatological applications of high-frequency ultrasound. In: Proceedings of the International Society for Optical Engineering. 1999: 7–16.
52. Hoffmann K, Dirschka TP, Stücker M, El Gammal S, Altmeyer P. Assessment of actinic skin damage by 20-MHz sonography. Photodermatol Photoimmunol Photomed 1994; 10:97–101.
53. Hoffmann K, Auer T, Stücker M, Dirschka T, El Gammal S, Altmeyer P. Evaluation of the efficacy of H1 blockers by noninvasive measurement techniques. Dermatology1994; 189: 146–151.
54. Dines KA, Sheets PW, Brink JA, Hanke CW, Condra KA, Clendenon JL, Goss SA, Smith DJ, Franklin TD. High frequency ultrasonic imaging of skin: experimental results. Ultrason Imaging. 1984 Oct; 6(4): 408-34.
55. Payne P. Medical and industrial applications of high resolution ultrasound J. Phys. Sci. Instrum. 1985; 18: 465-472.
56. Hoffmann K, Stücker M, Dirschka T. Twenty MHz B-scan sonography for visualization and skin thickness measurement of human skin. J Eur Acad Dermatol 3: 302–313, 1994.
57. Milner SM, Memar OM, Gherardini G, Bennett JC, Phillips LG. The histological interpretation of high frequency cutaneous ultrasound imaging. Dermatol Surg. 1997 Jan; 23(1): 43-5.
58. El Gammal S, El Gammal C, Kaspar K, Pieck C, Altmeyer P, Vogt M, Ermert H. Sonography of the skin at 100 MHz enables in vivo visualization of stratum corneum and viable epidermis in palmar skin and psoriatic plaques. J Invest Dermatol. 1999 Nov; 113(5): 821-9.
59. Seidenari S, Belletti B, Pellacani G. Time course of skin changes induced by short-term occlusion with water: evaluation by TEWL, capacitance and B scanning echography. Skin Research and Technology 1996; 2: 52-53.
60. Seidenari S, Di Nardo A. B scanning evaluation of allergic reactions with binary transformation and image analysis Acta Derm Venereol Suppl (Stockh). 1992; 175: 3-7.
61. Blum A, Dill-Müller D. Sonographie der Lymphknoten und der Subkutis in der Dermatologie. Der Hautarzt 1998; 49 (12): 942–949.

# Abbildungsverzeichnis

# Anhang

*Mittelwerte und Standardabweichungen im Behandlungsareal der Vorher- und Nachher-Messung sowie Signifikanzniveaus der einzelnen Parameter*

| Parameter | Mittelwerte + SD Vorher-Messung | Mittelwerte + SD Nachher-Messung | Signifikanzneveau |
|---|---|---|---|
| Hautkapazität (A.U.) | 46,6 ± 10,3 | 72,0 ± 10,8 | (P < 0,01) |
| Hautdicke (μm) | 996,76 ± 94,0 | 1011,3 ± 95,5 | (P > 0,620) |
| Hautdichte (A.U.) | 43,8 ± 10,3 | 47,3 ± 11,2 | (P > 0,183) |
| Breite Eintrittsecho (μm) | 145,2 ± 22,6 | 109,7 ± 19,3 | (P < 0,001) |
| Dichte Eintrittsecho (A.U.) | 70,75 ± 10,9 | 68,75 ± 14,8 | (P > 0,715) |
| Echobreite ohne Eintrittsecho (μm) | 859,6 ± 107,9 | 892,5 ± 103,9 | (P > 0,281) |
| Dichte ohne Eintrittsecho (A.U.) | 39,1 ± 10,0 | 44,8 ± 11,9 | (P < 0,048) |

*Mittelwerte und Standardabweichungen im Kontrollareal der Vorher- und Nachher-Messung sowie Signifikanzniveaus der einzelnen Parameter*

| Parameter | Mittelwerte + SD Vorher-Messung | Mittelwerte + SD Nachher-Messung | Signifikanzneveau |
|---|---|---|---|
| Hautkapazität (A.U.) | 46,6 ± 11,5 | 46,8 ± 9,6 | (P > 0,953) |
| Hautdicke (μm) | 1030 ± 103,7 | 978,1 ± 109,5 | (P > 0,192) |
| Hautdichte (A.U.) | 44,8 ± 10,0 | 42,3 ± 11,3 | (P > 0,317) |
| Breite Eintrittsecho (μm) | 142,1 ± 23,2 | 134,3 ± 17,2 | (P > 0,099) |
| Dichte Eintrittsecho (A.U.) | 70,5 ± 4,6 | 74,3 ± 14,0 | (P > 0.360) |
| Echobreite ohne Eintrittsecho (μm) | 888,0 ± 112,6 | 843,5 ± 104,3 | (P > 0,276) |
| Dichte ohne Eintrittsecho (A.U.) | 40,7 ± 10,8 | 37,1 ± 11,5 | (P > 0,192) |

*Signifikanzniveaus des Seitenvergleichs der Vorher-Messung*

| Parameter | Behandlungsareal | Kontrollareal | Signifikanzneveau |
|---|---|---|---|
| Hautkapazität (A.U.) | 46,6 ± 10,3 | 46,6 ± 11,5 | (P > 0,997) |
| Hautdicke (µm) | 996,76 ± 94,0 | 1030 ± 103,7 | (P > 0,403) |
| Hautdichte (A.U.) | 43,8 ± 10,3 | 44,8 ± 10,0 | (P > 0,745) |
| Breite Eintrittsecho (µm) | 145,2 ± 22,6 | 142,1 ± 23,2 | (P > 0,599) |
| Dichte Eintrittsecho (A.U.) | 70,75 ± 10,9 | 70,5 ± 4,6 | (P > 0,949) |
| Echobreite ohne Eintrittsecho (µm) | 859,6 ± 107,9 | 888,0 ± 112,6 | (P > 0,466) |
| Dichte ohne Eintrittsecho (A.U.) | 39,1 ± 10,0 | 40,7 ± 10,8 | (P > 0,611) |

*Signifikanzniveaus des Seitenvergleichs der Nachher-Messung*

| Parameter | Behandlungsareal | Kontrollareal | Signifikanzneveau |
|---|---|---|---|
| Hautkapazität (A.U.) | 72,0 ± 10,8 | 46,8 ± 9,6 | (P < 0,001) |
| Hautdicke (µm) | 1011,3 ± 95,5 | 978,1 ± 109,5 | (P > 0,373) |
| Hautdichte (A.U.) | 47,3 ± 11,2 | 42,3 ± 11,3 | (P > 0,218) |
| Breite Eintrittsecho (µm) | 109,7 ± 19,3 | 134,3 ± 17,2 | (P < 0,001) |
| Dichte Eintrittsecho (A.U.) | 68,75 ± 14,8 | 74,3 ± 14,0 | (P > 0,303) |
| Echobreite ohne Eintrittsecho (µm) | 892,5 ± 103,9 | 843,5 ± 104,3 | (P > 0,227) |
| Dichte ohne Eintrittsecho (A.U.) | 44,8 ± 11,9 | 37,1 ± 11,5 | (P < 0,059) |